AF452827

FORMULES

ET

RUBRIQUES.

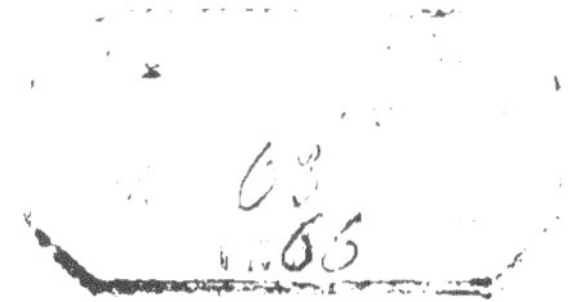

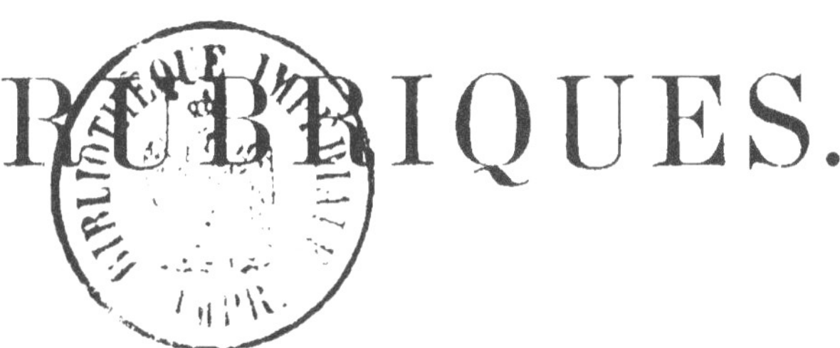

POITIERS

HENRI OUDIN, IMPRIMEUR-LIBRAIRE

RUE DE L'ÉPERON, 4.

1866

FORMULES

ET

RUBRIQUES.

━━━━━◦ɔ◉ɔ◦━━━━━

Au peu d'esprit que le bonhomme avait,
L'esprit d'autrui par complément servait ;
Il compilait, compilait, compilait.

Un praticien flottant entre les indications et les contre-indications, embarrassé par les objections de ses confrères, se trouve fort heureux de rencontrer sous sa main quelque règle nettement formulée pour trancher la question. L'Académie appelle rubriques des méthodes, règles et pratiques anciennes, il se dit aussi de ruses et adresses.

1. *Douter de tout, ne douter de rien, c'est un égal inconvénient.* L'homme sage connait les limites de la science.

2. *Non est vivere, sed valere vita.*

3. *Scire potestates herbarum usumque medendi.*
   Je crois à la puissance des remèdes.

4. *A lædentibus et juvantibus fit indicatio.*

Parcourez la liste de tout le personnel hygiénique, sommeil et veille, repos et mouvement, chaleur et froid ; parcourez surtout la série des alimentations diverses. Faites-vous rendre compte des remèdes employés et de leurs résultats bons ou mauvais, vous trouverez certainement la source de quelque médication. Un vieux docteur, Peltier (de l'Isle-Jourdain), usait d'une méthode plus expéditive et faisait toujours le contraire de ce qui avait été fait avant son arrivée, ayant ainsi l'avantage de plaire au malade qui aime le changement et la chance d'une médication nouvelle.

5. ENQUÊTE. — Histoire du malade, examen des fonctions, exploration des organes, voilà tout ce qui constitue les éléments du diagnostic et la supériorité de notre génération médicale. Personne n'y manque ; mais dans les cas difficiles, j'aime à me faire raconter de point en point et très-minutieusement toute la journée du malade, toutes ses actions successives. Il m'arrive de trouver, chemin faisant, des renseignements précieux, que le malade avait passés sous silence, n'y attachant aucune importance. Il ignore sa santé.

Une jeune fille diabétique se lavait tous les matins les pieds dans l'eau froide.

Un malade atteint de névralgie oculaire ouvrait sa fenêtre pour faire sa toilette en plein air.

6. MALADIES AIGUES.—Celles qui résultent d'une cause passagère, qui ont un commencement et une fin, qui marchent en suivant des phases assez régulières pour que l'on puisse, à l'examen des symptômes, dire l'âge de la maladie :

La variole.

Le choléra.

Tous les traumatismes.

7. MALADIES CHRONIQUES.—Périodes irrégulières : durée incertaine, illimitée ; succession de crises occasionnées par une cause permanente :

Scrofule.

Goutte,

Herpétisme.

8. Dans les *maladies aiguës*, le régime doit être réglé par l'appétit du malade. Gardez-vous des anciens et de leur abstinence systématique. Gardez-vous des novateurs et de leurs indigestions. Le plus souvent d'ailleurs le pa-

tient ne veut ni ne peut manger. Il est aussi sage que son bœuf.

9. *A maladie chronique médication chronique.*

10. *Si quidem ullus morbus recte meretur appellari universalis certe est ipsa febris, omnium enim in corpore partium fonctiones graviter pervertit* (Hoffmann).

Écartez le fantôme de l'ontologie qui excitait l'indignation des étudiants de 1830 : vous trouverez là une bonne définition.

S'il existe un état morbide qui mérite d'être appelé général, c'est certainement la fièvre, car elle se caractérise par un trouble dans les fonctions de tous les organes.

Voilà la formule sans métaphore. Chacun dit : La colique me tord les entrailles. Est-ce à dire pour cela qu'il croit avoir dans le ventre un être palpable appelé la colique ?

Charger à fond sur l'ontologie c'est combattre des moulins à vent.

La fièvre est une affection *totius substantiæ*, qu'elle précède la lésion organique, comme dans la variole, ou qu'elle la suive, comme dans les traumatismes.

11. *Tolle venenum.* — Indication de l'ordre le plus général : Chassez de l'estomac l'arsenic, de l'intestin les sécrétions fétides et du sang tous les toxiques.

Et venenum, par métaphore, s'entendra de tout corps blessant, du pus amassé dans un abcès comme d'une pierre arrêtée dans la vessie.

Le pus est un poison destructeur. Nous ne comprenons pas la réprobation qu'un traité d'opérations très-récent a infligée au drainage. Quand le foyer est profond, les contre-ouvertures sont inutiles et les injections iodées insuffisantes.

12. *Quo vergel natura eo ducendum.* — Complément du précédent aphorisme. « Introduit dans le corps, chaque poison se dirige vers un point de l'organisme d'où il doit être éliminé. » (Edouard Fournier, *Du choléra.*)

13. L'ALLAITEMENT. — La meilleure nourrice est celle qui a le meilleur lait.

Voilà une vérité digne de M. de la Palisse. Qui s'imaginerait qu'elle est contestée ?

On fait valoir la tendresse de la mère. C'est l'estomac de l'enfant qu'il faut soigner et non son cœur.

On insiste sur mille petits soins: mais toutes les lotions du monde ne valent pas un bon repas.

On vante la ressemblance de constitution entre la mère et l'enfant. C'est dire que le lait d'une femme faible convient à un enfant faible.

On prétend que l'allaitement est favorable à la santé de la mère. Erreur dangereuse. Chaque verre de lait que donne une femme, c'est un verre de sang qu'el e perd ; la grossesse épuise les forces, l'allaitement davantage. C'est une cause fréquente de scrofule et de phthisie. Je n'ai jamais vu ces maladies laiteuses si chères à nos aïeules.

14. *Le vin rouge pour engraisser, le vin blanc pour maigrir.*

15. *S'il tousse, diète d'air; s'il souffre du ventre, d ète d'aliments* (diète pour régime).

16. *Ne mets jamais deux cartouches dans ton fusil, deux charges sur ton dos, deux dîners dans ton estomac.*

17. *La goutte : excès de recette sur la dépense.*

Son remède : augmentez votre dépense ou diminuez votre recette.

18. *A maigre dîner sommeil paisible.*

19. *Quand on peut trouver son médicament dans un aliment, c'est le triomphe de l'art.*

Le vin, le lait, l'eau-de-vie, le café, les salaisons et les épices convenablement dosés constituent des médications excellentes. *Avantage :* l'estomac les accepte avec plaisir. *Inconvénient :* ces remèdes manquent de distinction ; ils sont vulgaires.

20. *Donne aux scrofuleux assez de vin,*
Beaucoup de fricassée,
Trop de soleil.

Si l'Académie le permettait, je dirais *fricot.* Viandes mélangées de lard, légumes et condiments divers, par opposition aux viandes rôties et grillées, qui sont plus propres à ôter l'appétit qu'à l'exciter.

21. *Aux organes malades il faut le repos.*
Que ce soit l'œil, l'estomac ou le cerveau.

22. *Immobilisez les articulations souffrantes, les autres serrures se rouillent dans le repos; mais celles-ci se nettoient.*

23. *Il faut purger les fièvres typhoïdes.*

24. *Tu as pris ton rhumatisme dans l'eau,*
Tu dois le rendre dans l'eau.

Une sueur abondante est le meilleur remède des affections rhumatismales, généralement occasionnées par l'humidité et le froid.

25. *L'enfant étouffe, fais-le vomir.*

26. *Frottez d'huile chaude ceux qui perdent leur peau.*
A la suite de la scarlatine, de la rougeole, etc.

27. *Beaucoup sont tuberculeux ; on n'enterre que les plus tuberculeux.*

28. *Le phthisique qui mange vit indéfiniment.*

29. Le colchique détruit la goutte, mais surtout les goutteux ; je le conseille plus volontiers aux rhumatisants.

> O vates, solitum tibi si pigra flectere carmen
> Artusque indociles flectere dextra negat,
> Optatam menti turbatæ reddere pacem
> Et digito motum Colchidis herba valet.

O poëte, si ta main endolorie te refuse service, demande à l'herbe de Colchos le repos de l'esprit et le mouvement des doigts.

30. *Le monde appartient à l'homme actif.* Jeune confrère, payez donc de votre personne.

31. *Notaires, rédigez vos actes. Avocats, lisez vos dossiers. Médecins, examinez vos malades.*

32. *En dînant.* — Vos confrères, docteur, ne sont pas unanimes sur le traitement du choléra.
L'un conseille le rhum et l'autre la limonade.
Mon cher président, avez-vous la goutte, la gravelle ou seulement la dyssenterie : alors nous pousserons la question à fond ; autrement je ne discute jamais avec les gens bien portants.

33. Le procureur général G... se récriait contre une opération grave que lui conseillait Dubois. D'abord il faut vivre, lui répondit l'illustre chirurgien.

34. A Paris, me disait un savant spécialiste, le médecin qui a des clients meurt de fatigue, et celui qui n'en a pas meurt de misère. Pauvre alternative.

35. *Être et paraître.* — Il faut à un médecin l'un et l'autre : le second pour avoir des clients : le premier pour justifier leur confiance.

36. Je veux ressembler au mulet de mon pays : il n'avance jamais un pied sans être sûr que l'autre est solide : image de la prudence qui doit guider le médecin dans toutes ses entreprises.

37. Je médicamente mes clients plus que mes amis ; et mes amis plus que moi-même.

38. Pour entrer en matière, le paysan ne manque pas de me dire : « Je n'aime pas les médecines, et, si je ne dois pas guérir, ne me faites pas de remèdes. »

Voilà ma réponse : Tu as bien bêché ta vigne, tu l'as taillée, tu l'as même fumée, quoique cela t'ait coûté beaucoup d'argent ? — Oui, monsieur. — Es-tu sûr de récolter ? — Non, Monsieur, cela est entre les mains du bon Dieu. — Mais si tu n'avais ni bêché, ni taillé, ni fumé, tu serais bien certain de ne rien cueillir ? — Sans doute. — Eh bien ! mon cher, si tu ne fais pas de remèdes tu es assuré de ne pas guérir. Cet argument *ad hominem* suffit toujours.

39. *Il le faut et cela ne se peut pas* (docteur Donné).

Aphorisme très-utile pour gouverner les enfants et les malades.

40. Vous apporterez trois choses à une réunion de médecins : condescendance absolue dans les opinions indifférentes : esprit de conciliation dans les questions douteuses ; fermeté pour le fond et grande tolérance pour la forme quand l'intérêt du malade est engagé.

41. *La saignée ou le notaire.*
La quinine ou le confesseur.

Je ne puis blâmer le médecin qui, dans un cas grave, poussé à bout par la résistance obstinée de son malade, lui signifie catégoriquement son arrêt. — Prenez le remède héroïque ou vos précautions pour l'autre monde. Mais pour risquer cet argument, il faut être bien sûr de son fait.

42. *Euphémismes.* — Scrofules, dartres, cancer, autant d'expressions choquantes (shoking) qui doivent être bannies du vocabulaire d'un médecin comme il faut.

Vous devez croire que toute boiterie, déviation ou difformité a été produite par un accident; qu'il n'y a pas de maladies congénitales; que la phthisie est la suite d'une échauffure mal soignée. Si vous tenez à vos clients, n'oubliez pas cela.

43. Pour toute son hygiène le malade doit imiter le colimaçon. Ce mollusque plein de prudence procède lentement par petites expériences successives, explorant avec soin autour de lui avant de faire un pas, prêt à s'arrêter et à rentrer dans sa coquille au moindre incident.

44. La fée lui mit au doigt une bague..... (Conte du prince Chéri).

Quelle bonne application nous pouvons faire à nos malades de cette ingénieuse fiction ! La piqûre de l'anneau, c'est le cri de douleur, la réclamation de l'organe surmené.

L'estomac trop chargé d'aliments se plaint: le cœur impressionné palpite; votre genou rhumatisé refuse le service; le cerveau engourdi accuse l'absinthe.

Écoutez, écoutez ce premier avertissement, *prima gratis*, faites-en votre profit. La *douleur* est un grand mal: mais elle est aussi un ami incorruptible qui nous donne des avis salutaires.

45. *Il n'y a point de malade imaginaire*: tous ceux qui se plaignent souffrent réellement.

Gardez bien cette maxime dans votre esprit, mon cher confrère. Dès que vous avez laissé entendre à votre malade que vous doutiez de son courage ou de la réalité de ses souffrances, dès que vous avez eu le malheur d'insinuer cette pensée aux personnes de sa famille, vous perdez sa confiance et votre autorité. Heureux s'il vous conserve son affection. Voilà le point pratique. Mais j'ajouterai qu'en n'accueillant pas les plaintes de ces malades, vous avez commis un déni de justice.

Sans doute, il y a des gens qui s'inquiètent pour peu, et se préoccupent de souffrances qui n'ont aucune gravité ; mais le malade qui ne connaît point la nature et l'importance du mal qu'il endure est fort excusable.

Allez au fond des choses, et vous trouverez la cause de ses plaintes.

Combien m'en a-t-on amené de ces prétendues hypocondriaques, en me disant : Sa santé est excellente, encouragez-la, calmez-la par vos bonnes paroles ; elle ne souffre que des nerfs.

Je réponds toujours : La meilleure manière de calmer le moral, c'est de soulager le physique. Voyons de quoi se plaint la malade.

Souvent des affections utérines chroniques, des hépatites profondes, ont été méconnues dans leur début ; ajoutez que c'est là l'origine des grandes réputations médicales, un beau diagnostic, un beau résultat obtenu alors que d'autres ne voyaient rien à faire.

46. Voici les éléments du succès :

Examinez sérieusement vos paroles, ce que vous avez fait et ce que vous n'avez pas fait, puis corrigez-vous.

47. *Vince te ipsum.* Il est plus facile de se réformer soi-même que de réformer les autres.

Dr GAILLARD.

POITIERS. — TYPOGRAPHIE DE HENRI OUDIN.